快速了解绝经
Menopause

［英］保拉·布里格斯（Paula Briggs） 著

李 卉 译

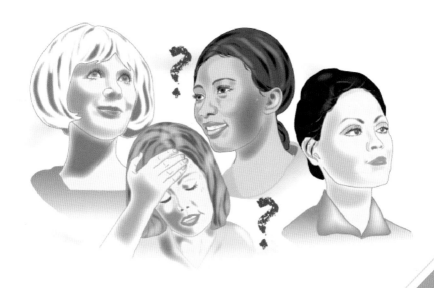

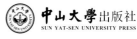

中山大學出版社
SUN YAT-SEN UNIVERSITY PRESS

·广州·

版权所有　翻印必究

图书在版编目（CIP）数据

快速了解绝经/〔英〕保拉·布里格斯（Paula Briggs）著；李卉译. —广州：中山大学出版社，2020.5
书名原文：Menopause
ISBN 978 - 7 - 306 - 06855 - 2

Ⅰ．①快…　Ⅱ．①保…②李…　Ⅲ．①绝经期综合征—基本知识　Ⅳ．①R711.51

中国版本图书馆 CIP 数据核字（2020）第 045031 号

Kuaisu Liaojie Juejing

出　版　人：王天琪
策划编辑：张　蕊　　　　责任编辑：张　蕊
封面设计：林棉华　　　　责任校对：苏深梅
责任技编：何雅涛　　　　出版发行：中山大学出版社
电　　　话：编辑部 020 - 84111997，84113349，84110779
　　　　　　发行部 020 - 84111998，84111981，84111160
地　　　址：广州市新港西路 135 号
邮　　　编：510275　　　　　传　　真：020 - 84036565
网　　　址：http://www.zsup.com.cn　　E-mail:zdcbs@mail.sysu.edu.cn
印　刷　者：佛山市浩文彩色印刷有限公司
规　　　格：787mm × 1092mm　　1/32　　1.75 印张　　50 千字
版次印次：2020 年 5 月第 1 版　　2020 年 5 月第 1 次印刷
定　　　价：25.00 元

如发现本书因印装质量影响阅读，请与出版社发行部联系调换

Translation from *Menopause* by Paula Briggs.

© 2018 by S. Karger Publishers Ltd.

Sun Yat-sen University Press is authorized to publish and distribute exclusively the Chinese (Simplified Characters) language edition. This edition is authorized for sale throughout the People's Republic of China. No part of the publication may be reproduced or distributed by any means, or stored in a database or retrieval system, without the prior written permission of the publisher.

译　　序

女性健康管理的重要性不言而喻。随着人均寿命的延长，女性一生中可能有一半时间处于围绝经期及绝经后期。作为一名临床医生，我在接触很多围绝经期女性后发现，因为相关知识的缺乏，当她们陷入焦虑、暴躁、不被理解等各种负面情绪时，急切期望改善却往往无从下手。

2018 年 11 月，我在伦敦参加世界妇产与不孕症争议大会（COGI）时，有幸拜读了英国性与生殖健康专业首席顾问保拉·布里格斯（Paula Briggs）医生的 Menopause。这是一本简单又全面的口袋书，它将什么是绝经、绝经会带来的问题、如何管理和预防这些问题，以及应对过程中会遇到的情况等讲解得通俗易懂，极具实用价值，让我如获至宝。

于是，我将这本书的内容翻译成中文，并委托我的母校中山大学的出版社出版发行，希望能为 40 岁以上的女性在身体健康管理及改善生活质量等方面带来一些帮助。

李　卉
2020 年 5 月

目　　录

首先，您需要了解的事实……

❶ 绝经，是你最后一次月经，标志着生育年龄的结束，也标志着一个新的人生阶段的开启。

❷ 很多女性在接近绝经的时候开始出现症状，这个时期被称为围绝经期或绝经过渡期。

❸ 最常见的症状是月经过多、潮热、夜汗、情绪不稳定、阴道干涩和泌尿道症状。症状的程度可以很轻，也可以很严重。

❹ 在绝经过渡期，有很多措施可以帮助缓解症状，例如，改变生活方式，绝经期激素治疗（MHT），以及其他针对个体症状的治疗措施。

❺ MHT，推荐给 60 岁以下的女性。它能帮助缓解绝经过渡期症状，并降低骨质疏松和心血管疾病的远期风险。对于 60 岁以下身体状态良好的女性，MHT 的利远大于弊。

这本书为你提供需要了解的信息，并帮助你选择如何管理你的绝经过渡期。空白处用来记录你的症状及担心的问题。

我主要的担忧

你想要和你的医生沟通什么……

绝经是什么？

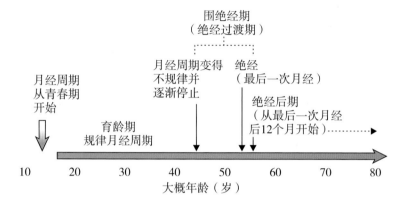

围绝经期
（绝经过渡期）

月经周期变得
不规律并
逐渐停止

绝经
（最后一次月经）

月经周期
从青春期
开始

绝经后期
（从最后一次月经
后12个月开始）

育龄期
规律月经周期

10   20   30   40   50   60   70   80

大概年龄（岁）

准确地说，绝经特指最后一次月经，然而，生活中我们常常把绝经用于描述女性开始出现症状的一段时间。如果需要准确地描述这段时间，用"围绝经期"或者"绝经过渡期"更恰当，即从育龄期结束到绝经后期这段时间。这个词也是本书中使用最频繁的词。

在绝经过渡期，卵巢产生的雌激素水平发生改变（见第4～5页）。月经不再规律，变得不可预测。雌激素水平的改变导致出现一系列的症状，例如，月经过多、潮热、夜汗、情绪不稳定、阴道干涩和膀胱问题。

名词解释

围绝经期：围绕绝经的一段时间，也叫绝经过渡期，是指月经从逐渐不规律到停止，再到最后一次月经后的12个月这段逐步变化的时间。

绝经后期：从最后一次月经后的12个月开始之后的时间。

什么时间发生绝经？

● 绝经过渡期平均开始于 46 岁，这也许比你预想的要早。围绝经期症状若在 45 岁前开始出现，则意味着早绝经。

● 当卵巢停止产生雌激素时，绝经就发生了。

● 绝经后期是指从最后一次月经后的 12 个月开始以后的时期。英国女性绝经后期平均开始于 52 岁。

我们尚不能准确预测一位女性进入绝经过渡期的时间，这与初潮年龄并不相关。然而，绝经年龄的确具有遗传倾向，如果你的母亲是一位自然的早绝经女性，你也很可能是。

虽然我们常常说平均年龄，实际上并没有"平均"或"通常"一说。绝经过渡期开始及结束的年龄跨度很大，就如女性经历的绝经期症状一样，变化很大，可以很轻，也可以很严重，持续时间也是。

笔 记

记录一些特别的日期，例如，开始症状的日期、开始月经的日期、你母亲的绝经年龄……

我的激素会发生什么变化?

育龄期

　　月经周期是一个由激素调节的复杂过程。当你出生的时候,你的卵巢里有很多卵子(实际上胎儿期就有了)。从青春期开始,每个月有一个卵泡发育成熟,释放卵子。这个过程被两种激素控制,垂体分泌的卵泡刺激素(FSH)和黄体生成素(LH)。FSH 和 LH 刺激卵巢产生雌激素和孕激素。

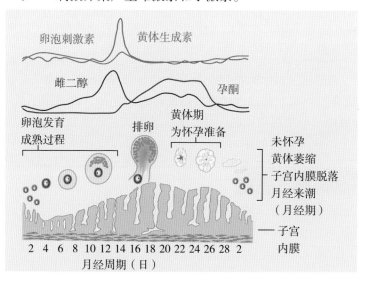

卵泡刺激素　黄体生成素

雌二醇　　孕酮

卵泡发育　　排卵　　黄体期
成熟过程　　　　　为怀孕准备

未怀孕
黄体萎缩
子宫内膜脱落
月经来潮
(月经期)

子宫
内膜

2　4　6　8　10　12　14　16　18　20　22　24　26　28　2
月经周期(日)

　　● 月经周期的第一个阶段,卵巢释放雌激素,使子宫内膜增厚。

　　● 排卵后,卵巢分泌孕激素准备内膜,以便于受精卵着床。

　　● 如果卵子未受精,孕激素和雌激素水平下降,内膜脱落——形成月经。

绝经过渡期

随着年龄的增长，卵巢不再每个周期都释放卵子（排卵），因此，雌孕激素水平波动，并且变得不可预测。

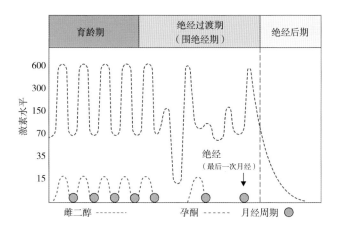

激素水平不可预测导致出现绝经过渡期的临床症状。这段时期，内膜可能会很厚，脱落混乱，从而导致月经不规律和月经过多（见第 12 页）。

绝经后期

绝经后，雌激素水平非常低，但通常症状并不明显，虽然部分绝经后期女性还有潮热的状况。

更重要的是，雌激素水平大幅度下降会增加心血管疾病和骨质疏松的风险。雌激素缺乏也会影响阴道弹性和泌尿系统。

无论绝经过渡期是否有症状，考虑到绝经后可能还要生活 30 年，一些重要的问题需要认真思考，我们将在第 10 ～ 11 页详细讨论这些问题。

绝经过渡期将如何影响我？

绝经过渡期对不同的女性有不同的影响。有很多会发生的症状，你可能都没有，也可能只有其中一些症状，或者全部都有；可能在某些时间段有，或一直都有。用一份表格来跟踪记录你的症状。大部分最常见的症状都列在了表格里。

大多时候症状都是短期出现，当然也有一些女性有些症状会持续数年。

以前睡眠很好的女性出现睡眠欠佳的问题，这是绝经过渡期一个很常见但易被忽视的早期症状。

我们将在第 12 ～ 23 页讨论如何管理这些症状。

英国绝经协会（BMS）完成的一项全国调查发现：一半的女性经历绝经期并不会咨询医生，即使 42% 的女性认为绝经期的症状比预期要严重。一半的女性认为绝经已经影响了她们的家庭生活，三分之一的女性认为已经影响了工作。

我的疑问

在这里记录你担心的症状……

在这份表格上跟踪记录 2 ～ 3 周的症状。

症状　　　　　　　　开始时间			
月经过多			
潮热			
夜汗			
阴道干涩			
情绪不稳定（如易怒、流泪）			
膀胱问题（如尿急、尿失禁、膀胱过度活动）			
睡眠差			
健忘			
注意力不集中			
无法处理问题			
缺乏动力			
焦虑			
抑郁			
毛发改变			
皮肤改变			
对性生活缺乏兴趣（性欲低下）			
关节痛			
肌肉痛			
头痛			
心悸（心慌）			
其他			

问：我如何知道我开始进入绝经过渡期？

如果你的年龄在40～50岁，并且有第7页中的任何一项症状，同时你的月经不规律，你很可能处于绝经过渡期。

问：我需要进行血液检查吗？

大部分女性并不需要做血液检查。但是，如果你还未到40岁就出现了围绝经期的症状，你的医生会推荐你做两次性激素水平检测，分别间隔6周（见第4页）。FSH水平升高可能预示早发性卵巢功能不全（POI），需要进行MHT。

问：如果我已经切除了子宫，绝经会如何影响我？

围绝经期症状是由于卵巢释放的激素水平变化引起的（见第5页）。如果你做了子宫切除术但保留了卵巢，你也可能会有除了月经过多以外的围绝经期症状，并且这些症状可能会比有子宫的女性出现得早。

在做了子宫切除术以及还可能做了卵巢切除术后开始MHT的女性，可以一直进行MHT到60岁（如果需要还可以更长），帮助控制绝经期症状。

我的疑问

对绝经过渡期还有什么不明白的地方吗？写下来，请教你的医生……

问：我在吃复方相口服短效避孕药，绝经将会如何影响我呢？

每一位女性都会绝经。但是，如果你在吃复方相口服短效避孕药，围绝经期症状可能会被掩盖，你可能不会准确地知道你的绝经时间。

对于 50 岁以下的女性，复方相的激素避孕药（口服、皮贴和阴道环）将会帮助你控制围绝经期症状，包括月经过多。

你可以一直吃复方相口服短效避孕药直至 50 岁，然后更换成仅含孕激素的避孕药，例如宫内缓释系统（译者注：国内有曼月乐），或者单纯孕激素短效避孕药，直到 55 岁。

曼月乐可以搭配只有雌激素的 MHT，不仅能避孕，还能帮助缓解围绝经期症状。

问：我上了孕激素缓释系统，没有月经，绝经会如何影响我呢？

围绝经期症状是由卵巢释放的激素水平改变导致的，因此，即使你有孕激素宫内缓释系统，你仍然会有除了月经过多以外的其他围绝经期症状。

曼月乐可以作为 MHT 的一部分，因为它会缓慢释放孕激素，能达到保护内膜的作用，但需要每 5 年更换一次。

名词解释

孕激素：一种天然的激素（见第 4 ～ 5 页）。

孕酮类（有时称为黄体酮类）：是孕激素的合成形式，用于治疗。

绝经的远期影响

我们已经谈论了绝经过渡期的症状（第6～7页），而了解绝经的远期影响同样重要。

雌激素能保护心血管系统、骨骼、大脑、阴道及膀胱组织。绝经后，这些保护作用将丢失，因此，出现心血管疾病（CVD）、骨质疏松、认知力下降、阴道和膀胱问题的风险将增加。

虽然绝经不可避免，但这些远期风险并不是不可避免的。通过生活方式干预（见第24～28页）和MHT（见第29～43页）能降低这些风险。

CVD

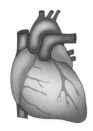

● 育龄期，雌激素保护心血管系统。
● 雌激素带来的获益在绝经后逐渐丢失，增加CVD风险，包括心肌梗死和中风。
● CVD是50岁以上女性死亡的主要原因。

骨质疏松

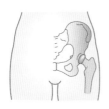

● 育龄期，雌激素保护骨骼系统。
● 绝经后，女性的骨密度每年大约下降1%，这使绝经后的女性处于骨折风险之中。
● 骨质疏松导致的骨折，是绝经后影响女性身体健康最常见的原因。

阴道干涩

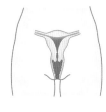

● 很多女性在绝经过渡期和绝经后期会有阴道干涩的状况，组织不再那么有弹性和润滑，变得干涩，并且容易受损。

● 阴道干涩容易导致性生活不适和疼痛，在进行宫颈细胞学检查时也容易疼痛。

膀胱问题

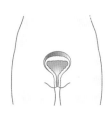

● 膀胱和其他的泌尿系统组织会受到雌激素水平的影响。

● 绝经过渡期和绝经后期很多女性会有膀胱问题，包括尿频（可能影响睡眠）和尿失禁。

认知力下降

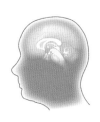

● 很多女性在绝经过渡期会出现短时记忆问题和"脑雾"情况，不过绝经后期往往会改善。

● 绝经后雌激素缺乏会增加认知力下降（即记忆力和思考能力下降）的风险和痴呆的可能。

我的疑问

对绝经的远期影响还存在什么疑问吗？写下来，请教你的医生……

11

管理常见的围绝经期症状

阴道流血

月经不规律或月经过多常常是绝经过渡期的一个早期症状（见第5页）。可能会频繁地经历月经过多，或者好几个月没有月经来潮。

如果出现下列情况，可能是月经过多：
● 一小时内湿透一整张卫生巾，尤其是湿透高吸收量卫生巾或卫生棉条；
● 月经多到需要半夜起来换卫生巾/卫生棉条；
● 需要卫生棉条和卫生巾双重保护；
● 经血中有大血块；
● 流血时间超过7天。

实践技巧
□ 详细记录月经周期，以便和医生沟通。需要记录的情况包括：开始时间，持续时间，量多大，两次月经之间是否有点滴出血、异常流血、疼痛及其他不适情况。
□ 如果月经不可预测，随身携带卫生巾或穿戴有保护性的内裤。
□ 月经期使用吸收量大的卫生巾或卫生棉条，并且每2～4小时更换一次。
□ 持续采取避孕措施。即使在绝经过渡期，也有怀孕的可能。

进一步的管理措施
□ 如果一个月内流血量多的时间超过1周，建议和你的医生沟通，排除其他原因，如肌瘤。
□ 如果你比平常感觉更疲劳或看起来更苍白，建议和你的医生沟通，你可能贫血。通常，你的医生会建议你进行血常规检查，或补充铁剂。

☐　　布洛芬能帮助缓解经期的疼痛（每 4 ～ 6 小时口服 200 毫克），也能帮助减少经量，最多可减少 30%。

　　☐　　一种含有 52 毫克左炔诺孕酮的宫内缓释系统能让大部分女性达到减少经量而不改变月经周期的效果。在英国，只有曼月乐是符合用于 MHT 治疗的此类宫内孕激素缓释系统。

潮热

　　潮热，就是突然觉得全身酷热，可能会持续几秒钟或几分钟，可能会伴随皮肤潮红、出汗，有时还伴有心悸（心率加速）的症状。潮热可能导致难堪和焦虑。

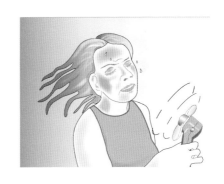

　　潮热是绝经过渡期最常见的症状之一。BMS 调查显示（见第 6 页），45 ～ 65 岁的女性中，79% 有潮热的症状。

　　通常，潮热会持续 5 年，当然，也有一些会持续更长时间。一些女性的症状可能会比较轻，另一些则可能一天内出现好几次潮热的状况。

实践技巧

　　☐　　穿几件薄的衣服，并且选择容易快速穿脱的衣服。

　　☐　　随身携带一把小扇子，或者试试有凉感的围巾和头巾。

　　☐　　如果感觉到即将出现潮热，试试用冷水让自己的脸凉快下来。

　　☐　　避免诱发潮热的因素，如热辣的食物、酒精和咖啡因。

　　☐　　留意是否有正在服用的药物存在增加潮热的风险，并告诉你的医生。

　　☐　　学习一些放松技巧和调整呼吸的方式来避免压力和焦虑，因为压力和焦虑会加重潮热症状。

进一步的管理措施

□ MHT 在改善潮热方面非常有效（见第 29 ~ 43 页）。

□ 蜂花粉能改善潮热。

□ 你的医生可能会开具一些药物，例如，选择性 5 – 羟色胺再摄取抑制剂（SSRIs）或选择性去甲肾上腺素再摄取抑制剂（SNRIs）。这些药物是用于治疗抑郁的，也能帮助改善围绝经期症状。MHT 是治疗潮热的首选治疗措施，当 MHT 不适宜时，SSRIs 会有帮助。

□ 普瑞巴林、加巴喷丁和可乐亭也能帮助改善一些潮热的症状（当然这些药物主要是用于治疗其他方面）。

小测试

潮热会持续数小时，对还是错？

错：潮热只持续几秒钟到几分钟。

管理我的症状

记录开始潮热的时间、注意诱因、试过的管理措施……

夜汗（盗汗）

夜汗是发生在夜间的潮热状况，可能会扰乱你和你伴侣的睡眠，从而导致疲倦。一些女性会因为缺乏睡眠而影响处理事情的能力。

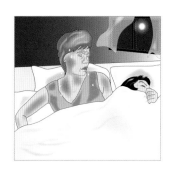

BMS调查显示（见第6页），70%的女性有夜汗的状况。

实践技巧

☐ 晚上睡觉的时候，穿宽松、轻薄的衣服，而不是紧身内衣。

☐ 准备两床被子，这样你和你的伴侣能各自根据自己的需要选择合适的被子。

☐ 选择一个凉枕。

☐ 找出诱发潮热的因素，如热辣的食物、酒精和咖啡因。

☐ 留意是否有正在服用的药物存在导致潮热的风险，并告诉你的医生。

☐ 试着不要计较睡了多少时间。

进一步的管理措施

☐ MHT在改善夜汗和睡眠方面非常有效（见第29～43页）。

管理我的症状

记录开始夜汗的时间，注意诱因，试过的管理措施……

阴道干涩

阴道组织不再有弹性也不再润滑，而是变得干涩，并且容易受损。你的医生会称之为外阴阴道萎缩（VVA）或绝经期泌尿生殖道综合征（GSM）。

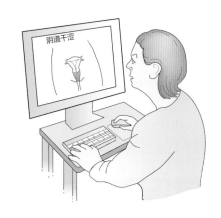

VVA 可能会导致性生活时不舒服和疼痛，也可能会让宫颈抹片检查变得有难度，检查时也容易疼痛。

阴道干涩是绝经过渡期一个非常常见的症状，但女性常常羞于提及。

BMS 调查显示（见第 6 页），35% 的女性说她们经历过阴道干涩的情况，其中 18% 不希望有这个症状。

实践技巧

☐ 性生活时使用润滑剂。

☐ 试试阴道保湿剂，药店可以买到。

进一步的管理措施

☐ 你的医生可能会开具阴道保湿剂给你，一周使用两次来缓解阴道干涩的症状。

☐ 你的医生可能会开具含有低剂量雌激素的药物给你，直接用于阴道。这些药物有阴道栓剂、乳霜、阴道环。

☐ 通常需要好几个月才能感受到效果，因此，即使你不确定是否有效也要坚持使用阴道雌激素治疗至少 3 个月。有些药物可以终身使用。

□　MHT 和阴道雌激素可以同时使用。MHT 能帮助改善很多围绝经期症状，但治疗 VVA 最有效的是阴道雌激素，它对膀胱也有帮助。

□　如果你需要进行宫颈抹片检查，提前 3 ～ 6 个月使用阴道雌激素可以让你在做检查的时候感觉舒服。定期进行宫颈抹片检查非常重要。

□　如果你的 VVA 是中到重度，医生可能会开具奥培米芬（一种组织选择性作用的雌激素激动剂和拮抗剂），阴道局部用的雌激素药物可能不合适。

管理我的症状

　　记录阴道干涩开始的时间、尝试过的改善措施。也可以记录你开始使用阴道雌激素的时间，跟踪记录改善的效果……

膀胱问题

绝经过渡期可能会出现突然想要排尿或持续想要排尿的情况（急迫性尿失禁），或者在运动、大笑、咳嗽的时候会有漏尿的情况（压力性尿失禁），或者两种情况都有，或者排尿的时候有疼痛感。

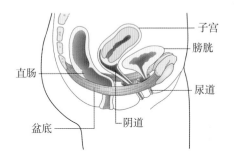

雌激素缺乏会使阴道和输尿管组织失去弹性，盆底也会变得脆弱。

● 变老也会使盆底器官和组织出现各种各样的衰弱情况。

● 站立时，大部分体重都是由盆底承受，体重超重更会加重这种情况。

● 妊娠和分娩会增加盆底压力，尤其是因胎儿较大，分娩时间延长甚至需要器械助产时。

● 大笑和便秘也会增加盆底压力。

● 一些女性因为遗传，天生组织就较脆弱。

● 膀胱组织也受雌激素的影响，因此，绝经过渡期和绝经后会出现膀胱问题。

● 膀胱过度活动会增加排尿次数，夜间将会扰乱睡眠。

名词解释

盆底，是一个由肌肉和纤维组织构成的"吊床"，支持膀胱和其他器官。

实践技巧

□　盆底锻炼，也称为凯格尔运动，能加强盆底，帮助控制膀胱。另一个好处是凯格尔运动能帮助增添性生活的乐趣。

什么时候开始这项运动都不晚

●　首先确认一下盆底肌肉，排便的时候收缩后面的肌肉（尽量中断大便排出），排尿的时候收缩前面的肌肉（尽量中断尿液排出），然后同时收缩前后的肌肉。

●　锻炼这些肌肉能帮助预防膀胱问题，缓解已经存在的问题。

●　很多资源和应用程序能让你学习如何做这项锻炼，并（永远）提醒你坚持这项锻炼。

●　如果你觉得你需要更多的帮助，请询问你的医生以寻找专业的理疗师。

□　其他一些锻炼也能帮助加强盆底，尤其是瑜伽和普拉提。

□　睡觉前一小时内不喝酒。

□　减少咖啡因和酒精的摄入，咖啡因和酒精会加重盆底问题。

□　避免食用辛辣的食物，辛辣的食物可能会刺激膀胱。

进一步的管理措施

□　你的医生可能会开具阴道用的雌激素（可以是栓剂、乳膏或阴道环）或者抗毒蕈碱来治疗膀胱过度活动的症状。

□　可能有些女性需要另外一些口服药物来治疗膀胱过度活动或混合性尿失禁症状。

对心情和精神的影响

在人生的这个阶段，你可能会因为很多原因经历情感的变化（情绪不稳定），绝经过渡期的激素水平变化会加重这种状况。

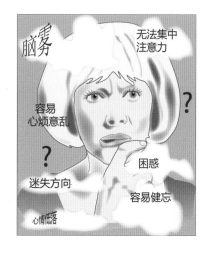

常见的情绪问题包括易怒、毫无原因的急躁、心情低落、焦虑、处理事情存在困难、缺乏动力、容易落泪、感到恐惧。

缺乏睡眠（因为焦虑或夜汗）会加重这些症状。

一些女性会变得容易健忘，注意力不集中，存在"脑雾"问题。

绝经过渡期的女性更容易出现情绪不稳定。经前综合征在绝经过渡期可能会加重。

实践技巧

☐　关注自己的身体健康，如第 24 ～ 27 页所述，这将帮助改善心情。

☐　试试定期做运动，这是一种特别好的改善心情的方法，尤其是户外运动。

☐　试试放松技巧、呼吸训练、正念，这些可能都会有帮助。

☐　花时间照顾自己，缓解来自生活和其他方面的压力。

☐　和你的伴侣及家人聊聊为什么会易怒，如果他们能理解你的经历，可能会给你更多的支持。

☐　如果这些症状影响了你的工作，和你的人力资源同事聊聊。

☐　和你的朋友聊聊以获得支持，或者和其他的女性（如"绝经咖啡馆"）聊聊，以获得更多的解决办法（见第44～45页）。

进一步的管理措施

如果情绪改变影响了你的生活质量，联系你的医生以寻求帮助。有很多治疗方法，包括 MHT、抗抑郁药（SSRIs 和 SNRIs），具体可以和医生沟通。

管理我的症状

记录你经历过的情绪问题……

性生活与绝经

对一些女性来说，绝经意味着从月经的困扰和受孕的担忧中解脱出来，但对另一些女性来说，绝经过渡期的激素变化会影响性欲，导致阴道干涩等问题，使性生活变得困难及疼痛。

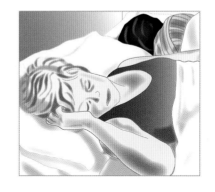

绝经过渡期和绝经后期阴道问题非常常见，尤其是阴道干涩和疼痛（见第16～17页）。

VVA 使阴道组织失去弹性，变得干涩，导致性生活时不适和疼痛，这样又会降低性欲，影响性兴奋，从而减少性生活的乐趣和性高潮。

名词解释

外阴阴道萎缩（VVA），也被称为绝经期泌尿生殖道综合征（GSM）（见第16页）。

VVA 带来的变化会影响性生活，影响夫妻亲密关系。有些女性会觉得自己不够健康，魅力降低。VVA 会让一些女性躲避性生活及亲密行为。对很多人来说，性生活是维持关系很重要的部分。

VVA 也是导致性生活后流血的常见原因。

警告：如果你有绝经后流血的情况，请及时就医。

实践技巧

☐　性生活时，使用润滑剂或使用阴道保湿剂来缓解不适。

☐　和你的伴侣探索其他的刺激和亲密的方式。让人愉悦的性生活并不是必须包含性交的。

☐　寻找可替换的方法向你的伴侣表达情感和亲密关系。即使你觉得自己不需要性生活，爱和安慰仍然是非常重要的，可以让你感觉更好。

进一步的管理措施

☐　你的医生会开具阴道雌激素药物给你治疗 VVA。

绝经过渡期需要避孕吗?

是的！即使你的月经不规律，你仍然有可能怀孕，因此，直到 55 岁都需要避孕。一旦你到 50 岁，你可以将复方相激素避孕药换成单纯孕激素避孕（口服药物或宫内缓释系统）。复方相激素避孕药因为含有雌激素，且与 MHT 的雌激素种类不同，对 50 岁以上的女性风险更高。

管理我的症状

记录经历过的性生活问题，以及试过的管理措施……

23

生活方式干预

很多女性发现通过生活方式干预，有助于改善绝经过渡期症状。

运动

体育锻炼有很多好处，可以帮助缓解绝经过渡期的症状，并且有益健康。实际上，体育锻炼是唯一一件最重要的且每个人都能做的对改善健康有益的事情，也能非常有趣且帮助社交。户外体育锻炼也对身体健康很有益。

将体育锻炼融入日常生活的方式有很多，如园艺活动、遛狗和跳舞。承重运动，如跑步和步行，对保护骨骼很重要。像瑜伽和普拉提一类的运动对锻炼身体强度和柔韧性很好，并且有助于改善盆底和缓解尿失禁（见第18页）。

实践技巧

☐　选择你喜欢的运动。

☐　试试和他人一起运动，或参加团队运动，这样更有动力，也更有趣。

☐　从少量开始，逐渐增加运动量。很多人一开始就过度运动，结果因为疼痛和无法坚持而结束。

☐　规律地运动。频繁而低强度的运动更有益，而且比不经常却高强度的运动带来的伤害更少。

☐　为了加强骨骼的强度而适当调整运动方式，包括承重运动。

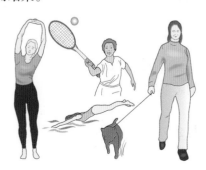

健康饮食

关于怎么吃、吃多少才有益健
康的问题，有很多渠道能获得相关
信息，英国国家医疗服务体系
(National Health Service，NHS) 网站
(www. nhs. uk/live – well/eat – well)
是一个很好的学习如何开始保持健
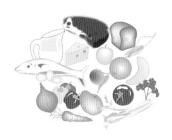
康、平衡且可持续的饮食习惯的网络平台。关键是保证食物的多
样性。

随着年龄的增长，因为代谢减慢，所需要的卡路里会逐渐减
少。如果你还继续保持和绝经前一样的进食量，体重就会增加。

特别需要注意的是，一些食物会引起潮热，尤其是热辣的
食物。

实践技巧

□ 关注一下在潮热发生前一小时内吃过和喝过的食物，以
便明确潮热的诱因。

□ 在减掉一些食物之前，增加一些新的食物，这样会感觉
好些。

□ 试试 " 80∶20" 原则 ——确认 80% 的食物是健康的，
剩下的 20% 不用太在意。

斟酌酒精的摄入量

酒精会引发潮热，也可能影响你
的睡眠质量。
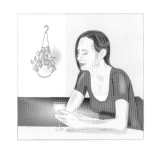

酒精卡路里很高，降低酒精摄入
量会带来很多好处。

实践技巧

□ 保证酒精的摄入量在安全范围。

名词解释

一杯红酒 = 酒精度 12% 的红酒 125 毫升

□ 如果你真的很喜欢饮酒，建议在晚上的早些时候喝，尽量减少其对睡眠的影响。

□ 或者，晚些再开始喝酒，以便控制酒精摄入量。

□ 找出你能避免或改变的诱因和习惯，如下班就去喝一杯。

□ 跟踪记录 2 ~ 3 周你喝了什么酒，什么时候喝的，以便找出可以控制摄入量的方法。

嗯，咖啡！

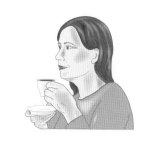

咖啡因在一些女性身上会引发潮热，也可能会影响睡眠质量。同时，咖啡因也是一个利尿剂—— 意味着会增加尿量，刺激你的膀胱，增加排尿次数。

咖啡中的咖啡因含量很高，但热巧克力和茶中也有咖啡因。

你会发现，减少咖啡因的摄入会改善一些症状，甚至改善睡眠。

实践技巧

□ 如果你习惯喝很多咖啡，慢慢减少，否则可能会引起头痛和其他戒断症状。

□ 中午之后换成低咖啡因饮料，这可以帮助改善睡眠质量。

进行小小的改变

不是要彻底改变生活方式，而是某一个时间进行一个小小的改变，这样更具可行性，也更容易让你发现是否有益，以便更好地进行下去。

想想你做出的积极的改变，而不是停留在失去了哪些你喜欢的事物上。

生活改变网站（www. nhs. uk/change4life）能提供很多小改变的建议。虽然目标人群是孩子，但是很多建议和贴士也同样适用于成年人。

我想要做出的改变

记录你想要做出的改变，以及之后症状改善的情况。记住：在一个时间段改变一件事更容易！

锻炼

我想要做出的改变

饮食

酒精

咖啡

28

绝经期激素治疗（MHT）

MHT 以单独雌激素或与孕激素联合的形式代替绝经过渡期丢失的雌激素。MHT 帮助缓解绝经期症状，改善绝经的远期影响（见第 10～11 页）。

现有的证据表明，MHT 是推荐用于治疗绝经相关症状的最佳治疗方案。

目前有很多可供选择的 MHT 药物，包括片剂、皮贴、凝胶和宫内放置物。你可以根据你的需要来选择合适的 MHT。对于一些女性来说，皮贴和凝胶可能比口服的片剂更合适，尤其是存在血栓风险的女性（见第 37 页）。你可能需要多尝试几种 MHT 药物才知道哪一种更适合你。

MHT 能帮助很多女性顺利度过绝经过渡期，但并不是所有女性都适合。

一些女性会顾虑媒体报道的 MHT 的风险。第 32～41 页阐述了 MHT 的获益与风险，帮助你决定要不要尝试 MHT，并且指导你如何和你的医生沟通。

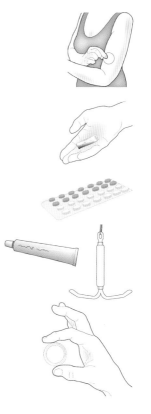

小测试

MHT 只有雌激素，对还是错？

答案：错。
MHT 可以只有雌激素，也可以是雌激素联合孕激素。

雌孕激素联合 MHT

有子宫且还有月经（即使月经不规律）的女性，进行 MHT 需要包含孕激素，这是为了平衡绝经过渡期不同水平雌激素的作用，因为单独雌激素作用于子宫内膜会引起内膜过度增厚。

女性常常从序贯 MHT 开始，即每 28 天的周期中包含 12 ～ 14 天孕激素，这样会有每个月的撤退性出血（如同避孕药）。序贯 MHT 可以用片剂，也可以用皮贴。

如果孕激素用量少，出血量可能会很多，并且不规律。

通常在 54 岁时换成连续的雌孕激素合剂。每天都摄入孕激素，因此没有月经。这种不来月经的 MHT 从长远来说能为子宫内膜提供最好的保护（绝经过渡期的早期通常不用连续 MHT，因为连续 MHT 容易引起不规则出血）。

目前，有一种新型的复合型药物，用选择性雌激素受体调节剂代替孕激素，推荐用于绝经后不能耐受孕激素的女性。

单雌激素

适用于下列女性：
● 已行全子宫切除术者（即宫体和宫颈都被切除）。
● 放置了有效的曼月乐宫内缓释系统（即 5 年内放置的）的女性——曼月乐含有左炔诺孕酮，每日释放微量在宫腔内，可保护子宫内膜。

植物雌激素和其他替代治疗

植物雌激素是类似于雌激素的植物蛋白，可能有帮助缓解绝经过渡期症状的作用，如豆制品和异黄酮（红三叶草）。

目前，植物雌激素在绝经期能带来的获益证据不足。

红三叶草可能比豆类更有潜力，有一些小的临床研究证实红三叶草能改善一些女性的症状。

红三叶草胶囊最佳服用时间是症状最严重的时候，有静脉血栓风险或相关病史，以及有激素敏感的癌症风险或相关病史的女性不建议服用红三叶草胶囊（见第37页）。

绝经期使用黑升麻也颇具争议。德国首先发现此药物，但其有效性还未得到证实。另外，黑升麻对肝脏也有一些不良影响。

> 当考虑其他治疗形式时，权衡利弊非常重要，就像你从医生那里开药一样。如果你不知道是否有获益，最好不要让自己处于风险之中，即使风险很低。

雄激素

雄激素常常被认为是男性激素，然而，女性体内也有低水平的雄激素。雄激素会影响精神状态、性欲、肌肉和关节。随着年龄的增长，女性体内的雄激素水平会显著下降。

绝经过渡期使用雄激素能改善性欲，方法是：涂抹小剂量的雄激素凝胶在皮肤上（女性使用的剂量约是男性的十分之一），最好涂抹在没有毛发的皮肤部位，如前臂内侧（如果涂在有毛囊的皮肤部位，雄激素会使毛发生长）。目前在英国，还没有获得合格资质的可用于女性的雄激素药物。

MHT 的利弊权衡

当考虑进行 MHT 时，兼顾近期获益（改善绝经过渡期症状）和远期获益非常重要。

MHT 能预防骨质疏松和 CVD（是否能预防 CVD 需要基于个体情况来定），能保护阴道和膀胱组织。

如果你不满 60 岁，且身体状态良好，MHT 的获益远远高于风险。但如果你体重超重，或吸烟，或有某种特殊的家族病史，可能风险会有所升高。在选择哪种 MHT 更适合你自己时，这些风险因素是需要考虑进去的。

获益

近期

- 在几天或几周内能帮助控制绝经过渡期症状。
- 调节心情。

远期

- 保持骨骼健康，降低骨质疏松和骨折的风险。
- 降低 CVD 风险（只要 MHT 在绝经过渡期的 5 ～ 6 年内开始，且没有其他风险因素）。
- 可能有助于预防记忆力减退和阿尔茨海默病。
- 降低肠癌风险。

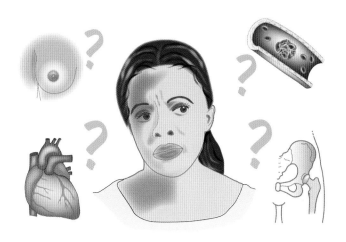

风险

- 当口服药物进行 MHT，会增加深部静脉血栓风险。
- 如果在 60 岁以后开始 MHT，将增加 CVD 风险，或明确有高危因素（高危因素包括抽烟、超重、高血压或高胆固醇）的女性也会增加 CVD 风险。
- 60 岁以后轻度增加乳腺癌风险（见第 39～40 页）。
- 胆囊疾病风险轻度增加。

备注：如果使用雌激素皮贴或凝胶治疗，血栓风险并不会增加。

MHT 的远期获益

骨质疏松

雌激素对骨骼健康很重要。绝经后骨密度会降低，骨质疏松（骨头变薄）的风险会增加，随之骨折的风险也会增加，尤其是髋关节、腕关节和脊椎。骨质疏松会影响脊椎，从而导致身高变矮和腰背疼痛。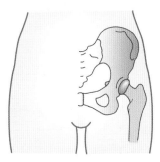

MHT 能减少骨骼丢失，预防骨折。英国一项纳入 81000 例绝经后女性的远期研究显示，当女性停止 MHT 后，髋骨骨折的概率增加 55%。

60 岁以下的女性，如果有骨质疏松高危因素（如骨折或身高变矮）或相关家族史，应当考虑通过 MHT 来降低骨质疏松和骨折的风险。

名词解释

骨质疏松：通俗地说，就是骨头变薄。腕关节、髋关节和脊柱是常常发生骨质疏松的部位。

● 有规律地进行承重锻炼对保持骨骼强壮非常重要——步行、跑步或其他冲击运动都可以。

● 在饮食中摄入足够的钙和维生素 D，并获得充足的日晒，这些都对骨骼健康非常重要。

心血管疾病（CVD）

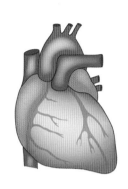

CVD，包括中风和心肌梗死，是导致50岁以上女性死亡的首要原因。心肌梗死是绝经后女性死亡最常见的原因。

绝经后，雌激素缺乏是增加CVD风险的几大高危因素之一。其他的高危因素包括抽烟、肥胖、高血压、糖尿病和高胆固醇。

雌激素（无论是绝经前的天然雌激素还是MHT中的雌激素）有助于改善血脂，增加高密度胆固醇（好胆固醇），降低低密度胆固醇（坏胆固醇）。这能预防冠状动脉粥样硬化（血管中有一层脂肪）的形成，冠状动脉粥样硬化是CVD的主要原因。

在绝经后的5～6年内开始进行MHT能预防CVD，可降低40%的CVD风险，降低CVD的死亡率。在绝经过渡期开始进行MHT也能降低中风的风险。

然而，如果在60岁以后开始进行MHT，则可能会增加CVD的风险。

对于只口服雌激素的女性来说可能获益更大些。

小测试

什么时候需要开始进行MHT来预防CVD？

a. 绝经过渡期一开始

b. 绝经过渡期内

c. 60岁以后

答案：a 或者 b。MHT 应该在绝经后过渡期的开始的 5～6 年内开始。如果在 60 岁之后开始可能会增加 CVD 风险。

35

关节炎

雌激素能帮助维持软骨组织，即连接骨关节的膜和脊柱中脊椎之间的圆盘。

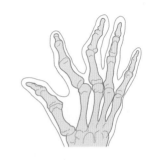

绝经后软骨组织会变薄，增加发生关节炎的风险，导致背痛和关节痛。

MHT 中的雌激素能保护软骨组织，降低发生关节炎的风险，降低关节炎的严重程度。

孕激素似乎会中和一些这方面的获益，但用曼月乐这一宫内孕激素缓释系统，血液中的孕激素水平会降低。

记忆力、脑功能

绝经开始后的 5 年内进行长期 MHT 能改善记忆力，降低阿尔茨海默病的发生。

MHT 其他方面的获益

● 研究显示，进行 MHT 的女性较未进行 MHT 者肠癌的发生率下降 20%。

● 进行 MHT 的女性胃癌的发生率也更低。

● 进行 MHT 的女性白内障的发生率降低 60%～80%。

● 进行 MHT 的女性发生青光眼（眼内高压）的几率更低。

● 雌激素能保护牙齿，可能是因为能保护下颌骨关节。

MHT 的风险

血栓

深部静脉血栓（DVT，下肢血栓）是与 MHT 相关的最严重的风险。栓子可能会从血管里脱落并阻塞在肺的血管里，这将导致肺栓塞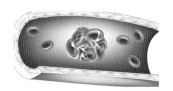
（PE），会出现气促、呼吸时胸痛和咳血的症状。

● 约 1% 的 PE 会致命。DVT 和 PE 即静脉血栓栓塞（VTE）。

● VTE 的风险在 60 岁以下的女性中很低。

● VTE 的风险随着年龄的增加而增加。某些生活方式因素也会增加 VTE 的风险，如肥胖、抽烟、长期不动（长途飞行）。

● 一项研究显示，1000 位 50 多岁的女性进行单雌激素的 MHT 共 5 年时间，有两位患 DVT。

● 如果进行雌孕激素联合 MHT，1000 位中有 5 位发生 DVT。然而，如果使用雌激素皮贴或凝胶，则不增加发生血栓的风险。

● 使用替勃龙替代 MHT 也不会增加发生 DVT 的风险。

CVD（即中风和心肌梗死）

MHT 在绝经过渡期的早期开始能预防 CVD（见第 35 页），但如果在 60 岁以后开始则会增加 CVD 的风险，这可能是因为雌激素能扩张血管，导致动脉里的脂肪层脱落，从而引起栓塞。

如果很晚才开始 MHT，建议使用最低剂量，理想的状况是使用皮贴或凝胶，而不是口服片剂。

中风在 60 岁以下的女性中很罕见，却是老龄女性死亡的第二大常见原因。使用最低剂量的 MHT 可能会降低这个风险，理想的状态下是用皮贴或凝胶。

胆囊疾病

MHT 被发现会增加胆囊疾病的风险（胆结石和/或胆囊炎）。这个风险在 MHT 停止后数年仍然持续存在。使用皮贴或凝胶能降低此风险，因此推荐给有潜在风险的女性，尤其是超重的女性。

权衡利弊

当你决定进行 MHT 时，记录你需要和医生讨论的内容……

MHT 与乳腺癌

很多人会担心 MHT 的乳腺癌风险，这个担心很大程度上来源于 20 年前的事件。2002 年，一项由妇女健康提倡协会（WHI）进行的大型临床研究结果被进行了有误导性的报道，该事件很快就被媒体炒作并引起了轰动。

后来，出现了很多关于这项临床研究方法的批评性评论，专家们认为，结果可能与这项研究中进行 MHT 的大部分女性有关，其中三分之二超过 60 岁，而且 70% 是肥胖女性。

近期，虽然有一封关于对这项研究结果的公开致歉信，然而，很多女性还是因此停止了 MHT，因为关于乳腺癌的担心及焦虑持续存在。

现实

● 一位女性一生中发生乳腺癌的风险是八分之一。

● 乳腺癌的发生率随着年龄的增加而增加：80% 的乳腺癌发生在 50 岁以上的女性身上。

● 2002 年 WHI 的研究显示，乳腺癌发生率轻度上升可能是孕激素导致（每 10000 位进行 MHT 的女性中每年有 8 位发生乳腺癌）。然而，并不是所有的孕激素都有这个不良影响。现在用于 MHT 的综合激素发生风险很低，因为其中的孕激素非常接近天然孕激素。

● WHI 的研究显示，进行单雌激素 MHT 发生乳腺癌的风险有所下降。

● 常见的生活方式因素，如超重，每天 1 ~ 2 杯酒，或者在 40 岁之后才初次怀孕，引发乳腺癌的风险比 MHT 更高。

● 进行 MHT 中发生乳腺癌的女性并不会因此而提高死亡率。

下图显示的是 1000 位 50～65 岁的女性中估计会患乳腺癌的人数。这个年龄段的女性，每 1000 位中估计有 32 位会患乳腺癌。MHT 会导致额外增加 6 例，但这取决于个体风险以及她进行的 MHT 方案。

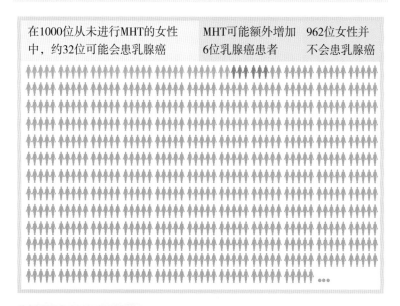

在1000位从未进行MHT的女性中，约32位可能会患乳腺癌　　MHT可能额外增加6位乳腺癌患者　　962位女性并不会患乳腺癌

小测试

下列哪句是正确的？

a. 乳腺癌的发生率随着年龄的增加而降低。

b. MHT 的乳腺癌风险比肥胖高。

c. MHT 可能导致 1000 位女性中额外增加 6 位乳腺癌患者。

答案：c。如果长时间 MHT 更会增加乳腺癌风险。MHT 导致乳腺癌的风险取决于个体风险以及 MHT 方案等。

其他类型的癌症

子宫内膜癌

子宫内膜癌大部分发生在绝经后的女性身上，90% 发生在50 岁之后。单独使用雌激素会增加发生子宫内膜癌的风险，因此，如果有完整子宫的女性在补充雌激素的基础上应当补充孕激素。

其他女性癌症

卵巢癌在50 岁之后更常见。目前，尚无证据显示 MHT 会增加发生卵巢癌的风险，也没有证据显示 MHT 会增加发生其他类型女性癌症的风险，如外阴癌和宫颈癌。

我的疑问

记录你担心的关于 MHT 的所有问题，如乳腺癌，咨询医生……

关于 MHT 的常见问题

问：我没有很多绝经期症状，我还需要进行 MHT 吗？

MHT 适用于大部分女性，原因如下：

- 预防将来可能会发生的围绝经期症状。
- 提供重要的远期保护——预防骨质疏松。
- 保护阴道和膀胱组织。

对于 60 岁之前身体状况良好的女性，MHT 获益远远大于风险。

问：我什么时候开始进行 MHT？

只要在绝经过渡期，你随时可以开始进行 MHT，它能帮助控制症状，并提供长远保护。

MHT 也可以在明确绝经后开始，能帮助控制症状，保护骨骼，预防骨质疏松。然而，预防 CVD 的效果常常不明显；实际上，在一些女性身上 CVD 的风险可能会增加，因为她们本身已经处于高风险之中。

问：我需要进行多长时间的 MHT？

停止 MHT 并没有具体的年龄限制——这个问题可以和你的医生讨论。

鼓励女性进行 MHT 直到 60 岁，以获得最大的预防骨质疏松和 CVD 的远期保护效果。

原发性卵巢功能不全（POI，卵巢提前停止工作，不再产生雌激素）的女性应当进行 MHT 至少到 52 岁（平均绝经年龄）。

问：我不能吃口服短效避孕药（OC），那我还能进行 MHT 吗？

MHT 中的激素水平比 OC 中的低很多。因为身体状况或某些风险因素及副作用等原因不能口服 OC 的女性仍然可以进行 MHT。

随着年龄的增加，血压会升高，雌激素在一些女性身上会导致血压升高，但对大部分女性来说，血压会保持正常。

问：我在进行 MHT，但症状没有改善，怎么办？

你的医生将会给你从最低剂量开始进行 MHT，目的在于用最低剂量达到有效缓解症状的目的。你可能需要尝试更高剂量或不同类型的药物。40 多岁的女性可能会比年纪更大一些的女性需要更高的剂量。

问：MHT 的副作用是什么？

MHT 可能产生的主要副作用是深部静脉血栓（DVT），但对于健康的女性来说，这个风险很低（见第 37 页）。

一些女性在开始进行 MHT 时可能会有恶心、胸部胀痛和头痛等不适，通常情况下这些症状会慢慢消失。

问：进行 MHT 会使我体重增加吗？

MHT 不会直接导致女性体重增加，但是，激素可能会增加食欲，雌激素可能会导致液体潴留，这些都会导致体重增加。

随着年龄的增加，代谢会减慢，需要的卡路里会变少，因此，减少热量的摄入对帮助控制体重非常重要。

打破禁忌，获得支持！

绝经过渡期是一个里程碑，标记着生育阶段的结束。对一些女性来说可能有点悲伤，但对另一些女性来说则意味着新的自由，因为她们从月经周期的困扰及意外受孕的担心中解脱了出来。

虽然绝经过渡期会对女性的工作、家庭以及社会生活产生明显的影响，但绝经是一个自然过程，并不一定会不愉快。

幸运的是，通过媒体关注、让知名人士谈论她们自己的经历，人们对绝经过渡期症状的认识一直在加深，一些女性在绝经过渡期面临的挑战也不断在变小。

为了提高关注，国际绝经学会（IMS）在 2014 年开始设立世界绝经日（10 月 18 日），每年的世界绝经日都将关注一个与绝经相关的不同的问题。

寻求帮助

和朋友沟通非常重要，我们越敞开心扉，问题会变得越简单！

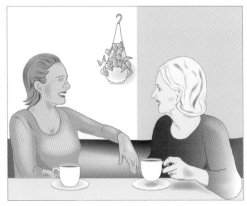

如果你还在工作，和你的人力资源团队聊聊，或向同事倾诉。目前，有很多措施可以帮助雇主了解绝经是如何影响员工的，更重要的是，雇主明白如何帮助员工。

　　和你的伴侣、孩子多交流你的感受，如果他们知道你正在经历着什么，他们会给予你很大的支持。

　　如果性生活让你觉得不舒服甚至疼痛，告诉你的伴侣。即使你不想有性生活也没关系，舒服和感觉很重要。

　　你的同龄朋友也可能正在隐瞒她们的症状，一起聊聊曾经有过的经历如潮热，可能会让你感觉好很多。

我的想法

　　记录你觉得困难的处境，你将会向谁倾诉并寻求帮助呢？……

前 沿 信 息

● 一种用于 MHT 的新药雌四醇 E4 正在临床研究中，E4 在阴道、子宫、骨骼和大脑中的作用像雌激素，但会阻止乳腺组织中的雌激素作用，E4 在增加血栓风险方面可能会更低。

● 一种称为 NKB 拮抗剂的药物正在研究用于治疗潮热。

● 英国绝经学会已经为医生、护士和其他健康专业人员建立了关于认知行为治疗的训练课程，帮助他们更好地支持女性解决在绝经过渡期面临的问题。

● 近期，一项临床研究强调了工作单位关照女性度过绝经期相关政策的重要性，就像关照孕期女性那样。

● 全英国正在建设更年期关爱咖啡馆——给予女性讨论经历的论坛（www. menopausecafe. net）。

● 绝经工作组正在审批筹建各种组织——运营这些组织的人员资质和资格都需要审批。

可供选择的学习资源

绝经注意事项：menopausematters. co. uk
（杂志和网站，包括给你生活中的男士的建议！）
英国绝经学会：thebms. org. uk
国际绝经学会：www. imsociety. org
NHS：www. nhs. uk/conditions/menopause
关注女性健康：www. womens-health-concern. org
（英国绝经学会的臂膀）

术 语 表

CVD（心血管疾病）：如心肌梗死和中风

DVT（深静脉血栓）：下肢静脉中的血栓

FSH（卵泡刺激素）：月经周期中的关键激素，触发卵子成熟

全子宫切除术：手术切除子宫

IUS（宫内系统）：通过宫颈放入宫内的一个装置，用于避孕和控制月经过多；曼月乐IUS每日释放低剂量孕激素，能用于MHT

性欲：性冲动，性活动的欲望

绝经过渡期：随着雌激素水平下降出现的生理上的逐步改变和月经停止，也称为围绝经期

绝经：特指最后一次月经

MHT（绝经期激素治疗）：药物含有雌激素和/或孕激素，用于缓解绝经过渡期的症状，预防绝经的远期不良影响，也称为激素替代治疗（HRT）

骨质疏松：骨骼变薄（绝经后雌激素水平低时会发生）

雌激素：卵巢释放的关键激素；卵巢老化，雌激素丢失，导致绝经

围绝经期：围绕绝经的时期，即雌激素水平逐渐下降的时期，也叫绝经过渡期

绝经后期：绝经（最后一次月经）一年之后开始的时期

早发性卵巢功能不全：40岁前卵巢衰竭

孕激素：一种天然的激素，帮助调整月经周期

孕酮：一种接近天然孕激素的药物，用于MHT

序贯MHT：绝经期激素治疗，每28天的周期含有12～14天孕激素，每个月会有撤退性出血

替勃龙：一种可被用于缓解绝经过渡期症状的药物，与雌激素、孕激素有类似的作用

阴道干涩：雌激素丢失导致阴道组织干涩，缺少弹性，因此更容易受损

VVA（外阴阴道萎缩）：见阴道干涩

原创作者介绍

保拉·布里格斯（Paula Briggs）

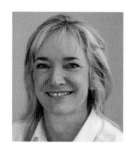

现任职于 NHS 基金信托利物浦女子医院，担任性与生殖健康专业顾问 Helen Barham 博士提供了写作支持。虽然这本小册子已经得到了 NHS 和医药基金的支持，但所表达的观点是作者的观点。

译者介绍

李 卉

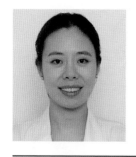

医学博士，妇产科医生
毕业于中山大学医学院，博士阶段师从杨冬梓教授。粤港澳大湾区妇产科医师联盟第一届成员。

向作者提问

您是否还有其他未得到回答的问题？
请把您的问题或意见发给 feedback@fastfacts.com，
帮助将来版本的读者。谢谢！
欢迎向译者提问，请把您的问题或意见发给 lihui77@mail2.sysu.edu.cn。